LA
RESPIRATION ARTIFICIELLE

HYPODERMIQUE

Travail présenté à l'Académie de Médecine de Paris

PAR

Le Docteur F. COBOS

Ancien interne de l'Hôpital des Cliniques de Buenos-Ayres.
Agrégé à la Clinique médicale.
Ancien secrétaire de la Commission Nationale de Santé Publique
pendant le choléra de Mendoza.
Chef de la station sanitaire de Chilcas dans l'épidémie de 1887-88
Ancien sous-directeur de l'hôpital Saint-Roque.
Délégué du gouvernement de la République Argentine et de la Faculté
de Médecine de Buenos-Ayres.
Membre de l'Académie des Sciences et des Arts de Cadix,
de l'Association des écrivains et des artistes de Madrid et de l'Association
française pour l'avancement des Sciences de Paris.

PARIS

AUX BUREAUX DE LA « REVUE D'HYGIÈNE THÉRAPEUTIQUE »
108, rue du Faubourg-Saint-Honoré, 108
—
1890

LA
RESPIRATION ARTIFICIELLE

HYPODERMIQUE

Travail présenté à l'Académie de Médecine de Paris

PAR

Le Docteur F. COBOS

Ancien interne de l'Hôpital des Cliniques de Buenos-Ayres.
Agrégé à la Clinique médicale.
Ancien secrétaire de la Commission Nationale de Santé Publique
pendant le choléra de Mendoza.
Chef de la station sanitaire de Chileas dans l'épidémie de 1887-88
Ancien sous-directeur de l'hôpital Saint-Roque.
Délégué du gouvernement de la République Argentine et de la Faculté
de Médecine de Buenos-Ayres.
Membre de l'Académie des Sciences et des Arts de Cadix,
de l'Association des écrivains et des artistes de Madrid et de l'Association
française pour l'avancement des Sciences de Paris.

PARIS

AUX BUREAUX DE LA « REVUE D'HYGIÈNE THÉRAPEUTIQUE »
108, rue du Faubourg-Saint-Honoré, 108

—

1890

RESPIRATION ARTIFICIELLE HYPODERMIQUE

L'importance de l'oxygène dans la fonction pulmonaire est bien connue depuis les mémorables travaux de Lavoisier, mais l'emploi de cet agent dans les maladies qui provoquent l'asphyxie n'a donné jusqu'ici, comme on le sait, que des résultats peu satisfaisants. C'est ce qui nous a conduit à entreprendre une série d'investigations ayant pour objet de voir s'il serait possible d'introduire l'oxygène dans l'économie par une autre voie que la voie normale.

Comme tout ce qui se rapporte aux problèmes complexes de la respiration offre un grand intérêt pour la science, je crois ne pas devoir passer sous silence les résultats successifs que m'a donnés l'expérimentation pour obtenir artificiellement l'acte respiratoire en dehors des poumons.

Il est de rigueur, dans les questions scientifiques, de se préoccuper d'abord des causes qui s'opposent au libre exercice d'une fonction, avant de chercher à l'obtenir par des moyens artificiels. C'est ce que j'examinerai brièvement pour mentionner ensuite les principes fondamentaux qui m'ont guidé dans l'expérimentation et les conclusions qui en sont le résultat. Laissant de côté les causes qui proviennent du sang ou d'une atmosphère malsaine, il est prouvé que l'asphyxie se produit toujours par suite d'un obstacle matériel qui s'oppose à l'entrée de l'air dans les poumons. En pareil cas, que faisons-nous en dirigeant un courant d'oxygène par la voie respiratoire ?

Si nous supposons qu'il y a un corps étranger dans la trachée, que cette trachée se trouve obstruée par des fausses membranes comme dans la diphtérie, ou encore qu'il y ait engorgement des petites bronches ou des alvéoles pulmonaires par des produits pathologiques, comme il arrive dans la bronchite capillaire et dans la pneumonie double, n'est-il pas évident qu'on fera de vains efforts pour faire parvenir l'oxygène jusqu'au sang, puisqu'il y a un obstacle mécanique qui empêche son introduction dans les poumons?

Si regrettable que ce soit à dire, pour le traitement de l'asphyxie dans de semblables circonstances la thérapeutique ne dispose d'aucun remède efficace, et à moins qu'on puisse faire disparaître la cause qui empêche l'introduction de l'air, les malheureux malades sont voués à une mort certaine, sans que la science puisse rien faire pour les sauver.

Les considérations précédentes nous conduisent à examiner si, lorsque l'acte de la respiration ne peut se faire au moyen des poumons par suite d'un empêchement physique, nous ne pouvons pas l'obtenir directement à un plus ou moins grand degré, grâce aux autres parties de l'économie par un procédé artificiel.

Cette hypothèse est-elle réalisable? Peut-on, avec les connaissances que nous possédons sur les phénomènes intimes de la respiration, être autorisé à supposer qu'on peut obtenir l'échange gazeux entre le sang et le milieu ambiant par l'intermédiaire d'autres tissus que ceux par lesquels cet échange se fait ordinairement?

C'est ce que je vais passer en revue avec la concision et la clarté nécessaires aux questions scientifiques.

Il suffit de jeter un coup d'œil sur l'ensemble du règne organique pour se rendre compte que, chez les êtres dotés de poumons, le phénomène de la respiration s'opère encore normalement par toute la superficie externe en contact avec l'air ambiant, sous cette seule condition qu'elle soit apte à l'échange gazeux. Cette opinion est d'ailleurs corroborée par la physiologie comparée, qui nous enseigne qu'à mesure que l'on descend depuis l'organisme compliqué de l'homme jusqu'à celui des animaux, en arrivant à la plus grande simplicité chez les unicellulaires, cette respiration extrapulmonaire devient de plus en plus importante, jusqu'à suffire complètement, chez les êtres inférieurs, à toutes les nécessités de la vie.

Ainsi, par exemple, chez les animaux à sang froid, comme la grenouille, les expériences de Reiset et de Regnault ont démontré que la respiration cutanée supplée parfaitement à la respiration pulmonaire; et quant aux êtres qui n'ont qu'une cellule pour tout organisme, la masse protoplasmatique effectue la même fonction sans aucune intervention des poumons, puisqu'elle en est dénuée.

Nous pouvons donc compter au nombre des vérités biologiques que chez tous les animaux, quel que soit le groupe zoologique auquel ils appartiennent, le phénomène que nous appelons respiration peut avoir lieu par toute la superficie appropriée à l'absorption et à l'élimination des gaz, et cela indépendamment des organes qu'ils possèdent.

Il en résulte que la fonction respiratoire, comme phénomène général biologique, appartient à la masse totale de l'économie, et non exclusivement à tel ou tel organe si perfectionné qu'il soit.

Eh bien! ce qui est vrai pour les animaux, l'est-il aussi pour l'homme?

L'histologie nous démontre que le corps humain est un ensemble de petits organismes ou cellules, et de son côté la physiologie nous enseigne clairement que ces cellules respirent, mais n'exhalent pas directement à l'extérieur l'acide carbonique, et ne lui empruntent pas non plus sous cette forme l'oxygène qui leur est nécessaire; il y a un milieu intermédiaire entre le milieu ambiant et l'ensemble cellulaire, cet intermédiaire est le système vasculaire sanguin.

Le sang, qui circule dans tout l'organisme, recueille dans l'air le gaz nécessaire pour la combustion interne; c'est lui aussi qui reçoit de chaque cellule l'exhalation gazeuse de son travail physiologique.

Comment le sang remplit-il ce rôle si merveilleux qui consiste à débarrasser chaque partie du corps du gaz irrespirable, en lui rendant en échange celui qui anime les fonctions et soutient la vie?

Le sang obtient ce résultat au moyen du réseau des vaisseaux capillaires sanguins, au travers desquels ont lieu tous les phénomènes d'imbibition, de capillarité, de diffusion et d'osmose dont l'ensemble contribue à réaliser l'échange gazeux, soit avec les tissus en constituant la respiration interne, soit avec l'atmosphère, en constituant la respiration externe.

La structure même du poumon explique cette manière de voir rigoureusement scientifique. En effet, l'appareil appelé respiratoire est une cavité subdivisée à l'infini et dont les parois sont d'une finesse poussée jusqu'à l'exagération. Cette cavité est disposée de manière à FACILITER la fonction des petits vaisseaux qui serpentent dans les alvéoles et à mettre l'air en relation avec la plus grande quantité possible de sang dans un espace relativement restreint.

C'est ainsi que le poumon peut être considéré simplement comme un véritable dérivé de la superficie externe, en relation immédiate avec l'intérieur du corps et approprié pour recevoir l'air au moyen de l'inspiration. Il le met en contact avec les capillaires sanguins pour la réalisation de l'hématose et l'expulse ensuite à l'extérieur au moyen de l'expiration. En somme, le poumon réalise un premier acte mécanique qui contribue au renouvellement de l'oxygène, et un autre de contact entre ce dernier et le torrent sanguin.

Ainsi, d'une manière synthétique et générale, on peut dire que le poumon seul sert pour *amener* l'oxygène jusqu'aux vaisseaux capillaires, où le sang vient se vivifier, et qu'il sert aussi pour *rejeter* dans l'atmosphère les produits inutiles de la combustion intérieure que le sang a absorbés et qu'il rejette dans les alvéoles au moyen de ces mêmes capillaires.

En un mot, le sang respire au travers des petits vaisseaux ou capillaires, ainsi que toutes les cellules du corps. En conséquence, les *véritables organes* de la respiration sont les capillaires sanguins, car c'est *au travers de ces capillaires et par leur seul intermédiaire*, qu'on arrive à produire l'acte respiratoire dans toute l'économie.

Puisque les choses se passent de la sorte, partout où il y aura des capillaires en contact immédiat avec l'oxygène, ce gaz sera absorbé par le sang qui y circule, à la condition qu'il n'en soit pas saturé, circonstance qui a lieu dans les poumons avant l'hématose, et en dehors d'eux après que cette fonction s'est produite.

D'un autre côté, s'il fallait encore un dernier argument, n'est-ce pas le même phénomène qui s'accomplit normalement dans le placenta quand s'échangent l'oxygène et l'acide carbonique entre le sang de la mère et celui du fœtus, qui respire ainsi au moyen des vaisseaux placentaires, sans aucune intervention des poumons ?

Donc si, en l'absence de cet appareil, la nature elle-même accomplit l'acte respiratoire, l'emploi d'une substance avide d'oxygène, d'une surface oxygénante et d'une membrane intermédiaire est suffisant, on pourrait obtenir artificiellement la réalisation de ce même phénomène en dehors des petites cellules aériennes. Mais y a-t-il dans l'économie quelque partie, quelque tissu susceptible d'absorber le gaz vital, et cela dans des conditions telles qu'il puisse se mettre en relation avec le réseau capillaire sanguin à travers lequel s'opère l'échange gazeux? En un mot y aurait-il quelque tissu qui, sans trouble sérieux pour l'organisme et moyennant certaines conditions réglées par l'expérimentation, pourrait se convertir, jusqu'à un certain point, en *poumon artificiel* ?

L'étude théorique de la respiration m'induit à répondre affirmativement, considérant que le tissu cellulaire hypodermique peut être facilement distendu par des liquides ou des gaz et qu'une vaste nappe sanguine court dans les vaisseaux capillaires de la peau.

Mais l'observation expérimentale, qui est la pierre de touche de toutes les théories physiologiques, devait résoudre cette question très importante dont je m'étais imposé l'étude. A elle donc j'ai soumis le problème ardu, et les résultats sont venus confirmer à mes yeux les vues théoriques que j'ai émises au cours de cette exposition, vues inspirées par les grandes manifestations de la matière vivante et par les lois qui la régissent.

Il ne me reste plus qu'à indiquer le plan que j'ai suivi pour la confirmation de ma théorie par le moyen des expériences, lesquelles ont été amenées à prouver trois choses:

1° Que l'injection d'oxygène sous la peau ne devait produire aucun trouble préjudiciable dans l'économie.

2° Que l'oxygène injecté hypodermiquement devait être absorbé par le sang et les tissus en relation immédiate avec ce gaz, lequel serait remplacé en totalité ou en partie par l'acide carbonique intérieur.

3° Qu'au moyen d'un appareil assorti aspirant et foulant, pourrait s'opérer le renouvellement de l'emphysème produit artificiellement, c'est-à-dire de l'oxygène injecté, accomplissant de la sorte un acte mécanique semblable jusqu'à un certain point à celui de l'inspiration et expiration pulmonaires.

Suit l'énumération des expériences.

Expérience I. — Au moyen d'un tube de gomme relié par l'une de ses extrémités à un gazomètre d'oxygène et muni à l'autre extrémité d'une canule, introduite sous la peau d'un lapin, j'injectai environ trois cents centimètres cubes de gaz dans le tissu hypodermique. Pendant l'opération, par suite des ruptures des aréoles du tissu cellulaire, il se forma un emphysème dont le volume alla sensiblement en diminuant pendant six heures, moment où il avait été réduit à sa huitième partie environ. L'animal, après la piqûre qu'on lui fit pour introduire la canule, ne donna pas signe d'agitation. Ses fonctions ne révélèrent non plus le moindre trouble. Quant à la blessure, on la ferma complètement au moyen de collodion élastique, la canule une fois retirée. Deux jours après, l'emphysème avait complètement disparu, et la peau qui auparavant était distendue se trouvait intimement unie au tissu cellulaire sous-cutané, de manière qu'il ne restait pas trace de l'action produite par les gaz injectés. Après cette opération, le lapin continua de vivre sans trahir, durant les mois suivants, la plus légère altération.

Expérience II. — Lapin d'âge moyen ; deux injections hypodermiques d'oxygène, même résultat que le précédent.

Expérience III. — Le même animal, quatre injections à la fois avec un égal succès.

Expérience IV. — Un chien de deux mois. Emphysème provoqué d'une manière identique que chez les lapins. L'absorption de l'oxygène se fait avec plus de rapidité. Le résultat final est le même.

Expérience V. — Un chien de quatre mois. Injection de 60 centimètres cubes. Même succès.

Expériences VI à XIV. — Injections en quantité variable d'oxygène sous la peau de lapins et de chiens. Aucun ne manifesta le moindre malaise après l'opération.

Les expériences démontraient donc que les injections hypodermiques d'oxygène étaient entièrement inoffensives puisqu'on ne constatait ni inflammation ni lésion pathologique d'aucune sorte et que l'animal, dans la suite, paraissait n'éprouver aucun trouble. Quant à la persistance de l'emphysème durant plusieurs heures, je soupçonnai qu'il était dû à l'élimination dans le tissu hypodermique de l'acide carbonique, ce qui s'est trouvé confirmé plus tard.

Expérience XV. — Pour vérifier si, lorsque diminue la quantité d'oxygène qui, dans un temps donné, pénètre dans les poumons d'un animal, celui-ci absorberait avec plus de rapidité le même gaz injecté sous la peau, je fis usage d'un appareil spécial dans lequel devaient se trouver réunies les conditions propres au but à atteindre. La description en est bien simple. Il consiste en une boîte quadrangulaire, hermétiquement fermée de tous côtés, sauf trois tubulures munies de clefs, et qui communiquent : la première avec une pompe aspirante, servant à retirer de l'appareil la quantité d'air que l'on désire pour l'analyser au moment voulu ; la seconde avec un gazomètre qui contient l'oxygène devant être injecté ; la troisième, enfin, avec un récipient rempli d'azote. Le couvercle de la boîte est transparent afin de permettre d'observer l'animal pendant toute la durée de l'expérience. A ce couvercle s'adaptent deux tubes de verres recourbés en forme de double V, avec une solution de potasse dans l'intérieur de ces tubes, lesquels sont destinés à servir de manomètres pour indiquer la différence entre la pression atmosphérique et celle de l'air de l'appareil.

L'ordre suivi pour l'expérience fut le suivant :

On mit dans la boîte ouverte un lapin attaché solidement sur une planche *ad hoc*, afin qu'il gardât la plus grande immobilité possible. On lui introduisit sous la peau une canule en communication avec le dépôt d'oxygène. On enveloppa l'animal de grandes éponges imbibées d'une forte solution de potasse, et destinées à absorber l'acide carbonique exhalé par la respiration. On replaça ensuite le couvercle de la boîte, en ayant soin de fermer les joints avec de la cire, précaution prise, comme on le conçoit, pour qu'il n'y eût dans l'intérieur de l'appareil aucune communication avec l'atmosphère. On analysa le gaz de la boîte, et l'analyse révéla la proportion normale des composants de l'air atmosphérique. On fit passer ensuite un courant d'oxygène dans la direction de la canule susmentionnée. La peau commença à se gonfler à mesure que le gaz pénétrait dans le tissu hypodermique du lapin soumis à l'expérimentation, produisant en peu de minutes un emphysème artificiel dont la forme globulée le faisait parfaitement distinguer à travers le couvercle transparent de la boîte. Le niveau des manomètres changeait à chaque instant, marquant à l'unisson l'acte mécanique de l'entrée et de la sortie de l'air dans les poumons du lapin, c'est-à-dire dans l'inspiration et l'expiration.

L'animal n'avait d'autre source pour se pourvoir d'oxygène que celle de l'atmosphère restreinte dans laquelle il respirait, et l'emphysème artificiel qui lui était venu. Par conséquent, à mesure que le gaz vital se consumait par l'absorption pulmonaire, la pression de l'air de la boîte devait forcément diminuer dès que l'acide carbonique exhalé était absorbé par la potasse caustique. Cette différence de pression entre l'air ambiant et celui de l'intérieur de l'appareil, fut, en effet, bien vite accusée par les manomètres. Afin de rétablir l'équilibre, on ouvrit la clef, qui mettait la boîte en communication avec le gazomètre d'azote, et ce gaz pénétra peu à peu jusqu'à ce qu'il mit le niveau des manomètres à la même hauteur.

En procédant ainsi à chaque instant, la pression en dedans et en dehors de l'appareil restait toujours égale. L'expérience dura deux heures, au bout desquelles on tira 18 c. c. de l'air de la boîte pour en faire l'analyse, qui donna le résultat suivant :

Volume total : 18 cc.

Oxygène. . . . . 1,00 cc.
Azote . . . . 16,55 cc.
Acide carbonique . . . . 5 millièmes

c'est-à-dire qu'il contenait seulement 5 0/0 d'oxygène.

On continua par l'analyse du gaz de l'emphysème d'où l'on avait extrait 0 cc. par le tube qui était adapté à la canule, ou par le tube vecteur de l'oxygène. On obtint le résultat suivant :

Volume total : 6 cc.

$O = 1$ cc.

$CO^2 = 1$ cc.

$Az = 4$ cc.

Ce qui indiquait que, pendant la diminution de l'oxygène dans l'air confiné, le sang de l'animal absorbait, par la surface des poumons, l'azote surabondant et l'éliminait à l'endroit où l'on avait fait l'injection gazeuse, c'est-à-dire dans le tissu hypodermique. Cette expérience révélait également que l'acide carbonique était aussi exhalé sous la peau dans cette région où l'on avait provoqué l'emphysème artificiel.

Expérience XVI. — Un lapin de trois mois. Injection d'oxygène par le même procédé. Analyse une heure après l'emphysème.

Volume total : 27,5 cc.

$O = 18,5$ cc.

$CO^2 = 2,0$ cc.

$Az = 7,0$ cc.

Expérience XVII. — Un lapin de quatre mois. Injection d'oxygène par le même procédé.

Volume total : 12 cc.

$O = 9$ cc.

$CO^2 = 1$ cc.

$Az = 2$ cc.

Expériences XVIII à XXIV. — Un lapin de quatre mois. Injection d'oxygène par le même procédé.

Volume total		CO^2	
Volume total	24,5 cc.	$CO^2 =$	2,5 cc.
—	26 cc.	$CO^2 =$	1,5 cc.
—	23,5 cc.	$CO^2 =$	2 cc.
—	24 cc.	$CO^2 =$	1,5 cc.
—	31,5 cc.	$CO^2 =$	3,6 cc.
—	50 cc.	$CO^2 =$	5,2 cc.
—	59,5 cc.	$CO^2 =$	12,5 cc.

Toutes ces expériences mettaient en évidence ce fait, à savoir que l'acide carbonique était éliminé dans la surface de l'emphysème comme dans les petites cellules alvéolaires des poumons. Quant à l'absorption de l'oxygène, elle avait déjà été révélée par les expériences précédentes ; mais il convenait de déterminer dans quelles proportions se faisait l'échange gazeux, comparativement au volume du gaz introduit sous la peau, et, pour y parvenir, on poursuivit l'investigation commencée.

Expérience XXV. — Un lapin de huit mois. Injection de 101,3 cc. d'oxygène par le procédé indiqué. Le gaz étant extrait de l'emphysème une heure après avoir été injecté, la pompe aspirante put en retirer seulement 20,3 cc., ce qui indiquait que 81 cc. d'oxygène, pour le moins, avaient été absorbés. On procède à l'analyse du gaz restant, laquelle analyse donne ce qui suit :

$$\text{Volume total : } 20,3 \text{ cc.}$$
$$O = 13,4 \text{ cc.}$$
$$CO^2 = 3,2 \text{ cc.}$$
$$Az = 3,7 \text{ cc.}$$

c'est-à-dire que, sur 101,3 cc. d'oxygène injecté, 87,7 cc. de ce gaz avaient pénétré dans le sang du lapin, lequel sang avait éliminé 3,2 cc. de CO^2 et 3,7 de Az.

L'absorption du gaz vital était, dès lors, pleinement démontrée, de même que l'exhalaison de l'acide carbonique anhydre. Cependant les expériences avaient été faites jusqu'ici dans des boîtes fermées, et il était nécessaire de vérifier si le phénomène se produisait également à l'air libre.

Expérience XXVI. — Dans ce but, on attacha un lapin à la table de vivisection (modèle Claude Bernard), et on lui injecta dans le tissu hypodermique 87 cc. d'oxygène. On agrandit la surface d'absorption en pratiquant doucement le massage sur l'emphysème produit, dans le sens des régions voisines. Quinze minutes après, on retira par la pompe à mercure tout le gaz qui restait au siège de l'injection.

On mesure et l'on analyse, et l'on obtient ce qui suit :

Oxygène injecté. . . . . 87 cc.
Gaz recueilli. . . . . 24 cc.
Différence . . . . 63 cc.

$$\text{Volume total : } 24 \text{ cc.}$$
$$O = 19.4 \text{ cc.}$$
$$CO^2 = 4.6 \text{ cc.}$$

Sur 87 cc. d'oxygène injecté, 67.6 étaient absorbés, et en

échange les vaisseaux capillaires sanguins laissaient se dégager 4.6 cc. de CO^2.

Expérience XXVIII, un chien de grande taille. — On lui injecte 185 cc. du gaz indiqué.

L'analyse donne ce qui suit :

Oxygène introduit sous la peau. 185 cc.
Gaz extrait un quart d'heure après 28 cc.
Différencé . . . . 157 cc.

Volume total : 28 cc.
$O = 22.8$ cc.
$CO^2 = 5.2$ cc.

Par conséquent l'oxygène absorbé monte à 162.2 cc. et le CO^2 éliminé à 5.2 cc.

Il était incontestablement nécessaire de persévérer dan le désir de savoir si, en injectant un mélange d'oxygène e d'azote au lieu d'oxygène pur, les phénomènes se produisaient également, ou s'ils présenteraient une face nouvelle.

Expérience XXVIII. — Pour cela, on introduisit sous la peau d'un chien 200 cc. d'un gaz dont la composition était :

$O = 177$ cc.
$Az = 23$ cc.

C'est-à-dire que le mélange contenait 11.5 cc. d'Az. pour cent.

Après une demi-heure on procéda à l'extraction du gaz de l'emphysène, qui donna 40 cc. seulement.

En voici l'analyse :

Gaz injecté | $O = 177$ cc. $Az = 23$ cc. | 200 cc.
Gaz extrait. . . . . 40 cc.
Différence . . . . 160 cc.

Volume total : 40 cc.
$O = 14.4$ cc.
$CO^2 = 4.6$ cc.
$Az = 21.0$ cc.

Par conséquent l'absorption d'oxygène s'était élevée à 162.6, celle d'Az à 2 cc., l'élimination du gaz carbonique à 4.6 cc.

Cette expérience répétée plusieurs fois donna toujours le

même résultat en ce qui a trait au fait principal, c'est-à-dire à l'échange gazeux.

Il ne restait donc qu'à introduire et à extraire, avec une certaine régularité, le gaz destiné aux injections, ce à quoi l'on parvint facilement après quelques essais, au moyen d'un appareil pourvu d'une pompe à mercure aspirante et foulante qui amenait l'oxygène, du gazomètre au tissu hypodermique de l'animal, et les gaz de l'emphysème à un récipient en verre muni d'un tube avec clef pour extraire au moment opportun le gaz qu'on voudrait soumettre à l'analyse.

Pour connaître le rapport entre le gaz absorbé par la surface pulmonaire et l'oxygène absorbé par la voie hypodermique, j'ai fait des injections chez les lapins pendant huit heures consécutives et j'ai obtenu les résultats suivants :

L'absorption de l'oxygène en huit heures est égale à quatre litres, ce qui donne un demi-litre par heure.

Or la totalité de l'oxygène qui est absorbé par jour chez les lapins est à peu près de cinquante litres, ce qui donne deux litres par jour.

Mes recherches arrivent donc à prouver que l'absorption par injection hypodermique est le quart de ce qui se produit par la voie normale.

Cela étant exposé, les trois propositions, objet de cette étude expérimentale, étaient confirmées par les faits.

C'est pourquoi la synthèse théorique de la respiration que je viens de faire, et le résultat des expériences pratiquées comme moyen d'investigation pour la connaissance de nouvelles vérités physiologiques, je les appellerai ainsi, me permettent de tirer les conclusions suivantes :

CONCLUSIONS

1° Tous les êtres vivants ont une surface d'absorption et d'élimination par laquelle l'oxygène pénètre dans la masse de leur corps, et s'exhale l'acide carbonique produit dans l'intérieur;

2° Dans les organismes supérieurs, l'absorption et l'élimination de ces gaz s'opèrent par le moyen d'un appareil spécial (poumon) où la masse sanguine s'alimente d'un gaz vital et se débarrasse de celui qui est impropre à la respira-

— 15 —

tion ; mais ce même phénomène se répète dans l'intérieur des tissus entre le liquide sanguin et l'ensemble des cellules, siège ou foyer des combustions.

3° L'oxygène introduit par injection hypodermique est absorbé par les vaisseaux capillaires qui serpentent au point où s'est produit l'emphysème, de la même manière que l'oxygène de l'air ambiant dans les alvéoles pulmonaires ;

4° L'acide carbonique que charrie le sang est éliminé au point où s'est faite l'injection, de la même façon qu'à la surface des poumons ;

5° Pendant les injections, les mouvements respiratoires de la poitrine se ralentissent, ce qui est démontré par les tracés graphiques de la respiration ;

6° L'absorption de l'oxygène par injection hypodermique, est en raison directe de la surface et du temps que dure le courant du gaz ;

7° L'élimination de l'acide carbonique anhydre sera plus ou moins considérable selon la quantité qui circule dans les vaisseaux capillaires en contact avec l'emphysème provoqué par l'injection de l'oxygène ;

8° Dès lors, dans le tissu cellulaire hypodermique, on peut provoquer artificiellement une respiration en tout point semblable à celle qui a lieu normalement dans les alvéoles ou petites cellules pulmonaires ;

9° L'oxygène injecté ne produit aucune irritation, ni troubles postérieurs pour l'organisme ;

10° L'oxygène étant *plus actif* à l'état naissant, doit être ainsi employé dans la *respiration artificielle hypodermique.*

11° Le même acte respiratoire se rattache à l'ensemble des divers éléments qui contribuent à ce fonctionnement forcé et à ce qu'on pourrait appeler *poumon artificiel,* comme il se rattache aux vrais poumons bien qu'à un degré beaucoup moindre.

12° Enfin la respiration artificielle hypodermique peut recevoir des applications importantes dans toutes les maladies qui produisent la diminution de l'hématose par un obstacle quelconque à la respiration normale.

Voilà donc terminée la tâche que je me suis imposée, d'indiquer les principes fondamentaux sur lesquels se base la théorie moderne de la respiration, en les renforçant d'idées nouvelles que l'étude analytique de la fonction m'a suggérées et que les expériences ont confirmées, m'efforçant de répondre, dans mon humble sphère d'action, au désir ardent qui nous pousse, dans les carrières scientifiques, à prendre pour guide l'idéal du progrès.

C'est pourquoi je soumets cette œuvre modeste de mon esprit, bien légère dans le présent, mais peut-être féconde et base d'importantes applications dans l'avenir, à tous ceux qui, sans distinction d'écoles, ni de races, ni de national ités consacrent leur labeur infatigable au bien et à la marche en avant de l'humanité entière.

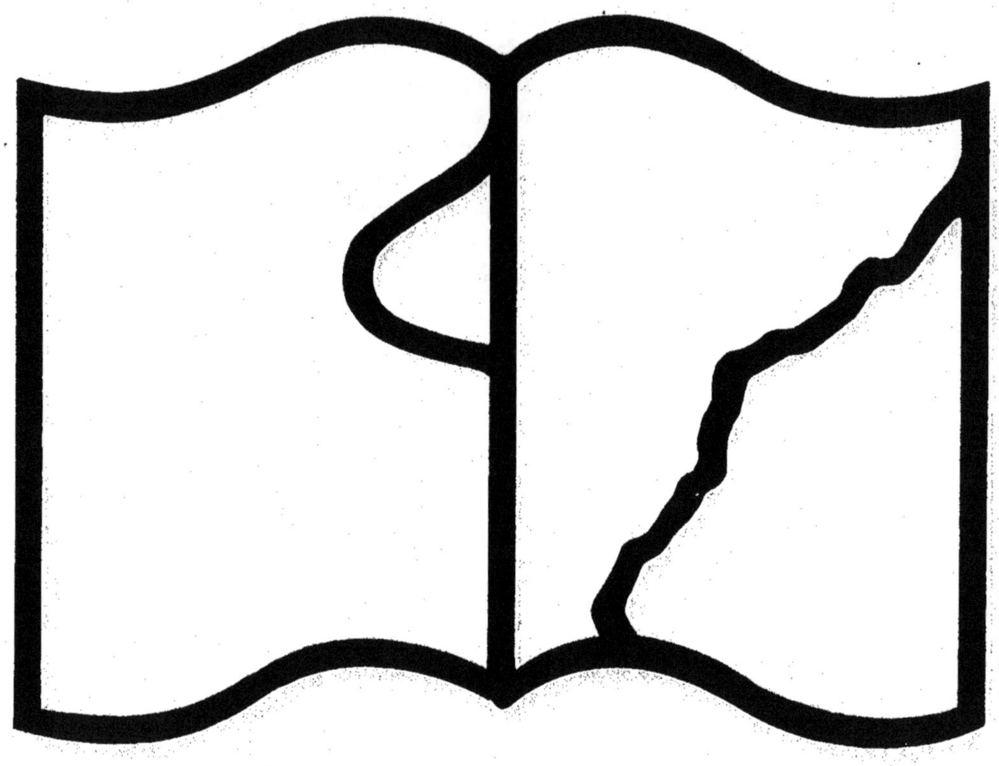

Texte détérioré — reliure défectueuse

NF Z 43-120-11